DU ROLE

DES

LIGAMENTS LARGES

ET

DE L'APPAREIL ÉRECTILE DE L'UTÉRUS

DANS

LES HÉMORRHAGIES UTÉRINES

PAR

LE Dr A. LE BLOND

ANCIEN INTERNE DES HOPITAUX DE PARIS, MÉDAILLE DE BRONZE
DES HOPITAUX (1868).

PARIS
L. LECLERC, LIBRAIRE - ÉDITEUR
rue de l'École-de-Médecine,

1870

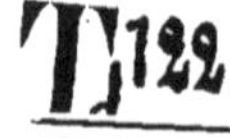

DU ROLE

DES

LIGAMENTS LARGES

ET

DE L'APPAREIL ERECTILE

DE L'UTÉRUS

DANS

LES HÉMORRHAGIES UTÉRINES

DU ROLE

DES

LIGAMENTS LARGES

ET

DE L'APPAREIL ERECTILE

DE L'UTÉRUS

DANS

LES HÉMORRHAGIES UTÉRINES

PAR

LE Dr A. LE BLOND

ANCIEN INTERNE DES HOPITAUX DE PARIS, MÉDAILLE DE BRONZE DES HOPITAUX (1868).

PARIS

A. PARENT, IMPRIMEUR DE LA FACULTÉ DE MÉDECINE,

31, RUE MONSIEUR LE PRINCE, 31.

1870

DU ROLE

DES

LIGAMENTS LARGES

ET DE

L'APPAREIL ÉRECTILE DE L'UTERUS

DANS LES HÉMORRHAGIES UTERINES

INTRODUCTION

La médecine, à une époque encore peu éloignée de nous, avant d'entrer dans la voie vraiment scientifique, se contentait de rechercher les causes des maladies, sans pénétrer plus avant dans l'étude des phénomènes.

La clinique nous révélait les causes sous l'influence desquelles une maladie donnée peut se produire; ces causes, une fois connues, on n'allait pas plus loin.

Cette étude, qu'on ne doit certes pas négliger toutes les fois qu'il s'agit de clinique pure, ne suffit plus dès qu'on cherche la filière qui nous mène de la cause à la lésion morbide. Dès que la médecine entra dans une voie nouvelle à l'aide de la méthode expérimentale, nous la voyons, non plus rattacher les maladies à leurs causes d'une manière empirique, mais cherchant à saisir leur mode d'action, arriver le plus souvent à démêler par quel procédé elles engendrent la maladie. Cette étude constitue la pathogénie

C'est cette étude appliquée aux hémorrhagies utérines que nous allons entreprendre. Nous chercherons à démontrer le rôle important que jouent les ligaments larges et l'appareil érectile de l'utérus dans les hémorrhagies de cet organe. Cette étude nous mènera à tenter une classification des métrorrhagies.

Nous commencerons notre travail par quelques mots sur la structure des ligaments larges et de l'appareil érectile de l'utérus; nous étudierons ensuite leur rôle dans la menstruation, puis nous arriverons aux hémorrhagies pathologiques. L'étude anatomique et physiologique de ces parties nous importe beaucoup, car elle nous fournira la clef d'un grand nombre de métrorrhagies. Nous verrons, en effet, que presque toujours le mécanisme qui amènera la menstruation amènera aussi l'hémorrhagie pathologique.

Nous aurons surtout en vue les hémorrhagies qui surviennent en dehors de l'état puerpéral. Cependant, nous ne laisserons pas ces dernières de côté, et nous chercherons à démontrer qu'elles peuvent rentrer dans les groupes que nous tenterons d'établir.

Nous n'avons pas non plus l'intention de passer en revue toutes les causes qui peuvent être l'origine des métrorrhagies. Nous voulons seulement en nommer un nombre suffisant pour amener à constituer des groupes autour desquels on placera les diverses hémorrhagies.

Anatomie

Quand on ouvre le bassin d'une femme morte, on s'aperçoit immédiatement qu'il est divisé en deux parties par une cloison transversale. Dans la loge antérieure, se trouve la vessie ; dans la postérieure le rectum et quelques anses intestinales Enfin, dans l'épaisseur elle-même de la cloison constituée par *les ligaments larges*, sont compris l'utérus et ses annexes.

Formés extérieurement par deux feuillets du péritoine qui, de l'utérus se portent sur les parois et sur le plancher de l'excavation pelvienne, les ligaments larges nous offrent encore à considérer dans leur structure des parties très-essentielles. Ce sont, en outre, de nombreux vaisseaux et nerfs destinés à l'utérus et à ses annexes, des fibres musculaires dont l'étude a surtout été faite par M. Rouget; elles nous occuperont quelque temps vu leur importance capitale au point de vue qui nous intéresse.

On sait qu'au niveau de leur bord supérieur, les ligaments larges se subdivisent de chaque côté de l'utérus en trois ailerons. Le ligament rond, le ligament de l'ovaire et le ligament tubo-ovarien, que d'autre part, leur bord inférieur se trouve renforcé par les ligaments utéro-sacrés. Dans l'opinion de M. Rouget, l'utérus et ses annexes se trouvent ainsi compris dans l'épaisseur d'une large membrane musculeuse à la constitution de laquelle prennent part tous les ligaments péritonaux que nous venons de mentionner. Et si l'existence du tissu musculaire dans les ligaments larges, en particulier, a été si longtemps méconnue, c'est qu'il n'y forme pas « une membrane continue, mais une espèce de canevas à mailles larges entremêlées de réseaux vasculaires et nerveux, le tout recouvert et masqué par des faisceaux de tissu conjonctif fibreux. » (ROUGET).

C'est dans la portion superficielle des ligaments larges qu'on rencontre ces fibres musculaires qui se continuent visiblement avec celles des deux faces de l'utérus et s'entrecroisent sur la ligne médiane avec les fibres musculaires analogues du ligament large opposé. Vers la partie supérieure des ligaments larges, au niveau de leur aileron postérieur, se trouvent les *ovaires* reliés à l'utérus par un ligament spécial presque entièrement musculaire.

D'après Rouget, les faisceaux dépendant du ligament de l'ovaire proviennent surtout de la face postérieure de l'utérus où ils subissent, comme les autres, une décussation sur la ligne médiane, puis ils convergent vers le cordon aplati designé sous le nom de ligament de l'ovaire; mais ils sont seulement plus nombreux sur ce point, car on en retrouve dans toute l'étendue de la membrane (musculaire de Rouget, séreuse des auteurs) à laquelle l'ovaire est appendu.

Une grande partie des faisceaux de ce ligament longent le bord inférieur de la glande et vont concourir, selon l'auteur cité plus haut, à la formation de la corde musculaire dite ligament tubo-ovarien qui relie l'extrémité externe de l'ovaire au pavillon de la trompe.

D'après Rouget, Sappey, His, l'élément prédominant

dans la structure de l'ovaire est la fibre musculaire lisse.

En outre de l'enveloppe extérieure péritonéale, on considère dans l'ovaire deux couches, une corticale ou ovigène, une médullaire. La couche corticale, blanche, d'apparence homogène, présente en moyenne un millimètre d'épaisseur C'est dans son intérieur seul que se produit l'ovule ; c'est elle qui contient essentiellement les ovisacs qu'on trouve à un degré de développement de plus en plus avancé à mesure qu'on s'éloigne de la surface. La disposition de la trame autour des ovisacs est encore un sujet de discussion, mais il est généralement admis que, dans la couche profonde au moins, les ovisacs se trouvent complétement isolés les uns des autres par une sorte de condensation de la trame, que jusqu'à M. Robin on avait décrite comme l'enveloppe externe des ovisacs.

Selon Rouget, les faisceaux à noyaux nombreux et allongés qui s'entrelacent dans le stroma de la glande et enferment les vésicules de Graaf dans les mailles de leur réseau seraient la continuation de ceux du ligament de l'ovaire. L'absence d'ovisacs avec la présence des mêmes autres éléments constitutifs rendent beaucoup moins complexe la texture de la portion médullaire, dont la couleur foncée atteste la richesse vasculaire.

Il nous resterait à parler de la structure de l'ovisac et de l'ovule ; mais, pour que cette étude fût de quelque intérêt, il lui faudrait donner un développement que notre sujet ne comporte pas ; de plus, elle n'aurait pas un grand intérêt dans l'étude que nous avons entreprise.

Le long du bord inférieur de l'ovaire, le tronc des

artères utéro-ovariennes fournit une série de dix à douze branches qui naissent successivement du bord supérieur de l'artère, et, presque aussitôt après leur origine, se divisent, s'enroulent, s'enchevêtrent exactement comme les pelotons artériels de la racine des corps caverneux, et pénètrent enfin dans le parenchyme de l'ovaire où elles forment encore des spirales ; sur les vésicules ayant déjà un certain volume, les vaisseaux qui se portent à la paroi de l'ovisac sont encore des artérioles et des veinules (Robin).

Ces artères forment les artères hélicines du corps spongieux de l'ovaire (Rouget), formation érectile immédiatement appliquée au bord inférieur de l'ovaire allongée, aplatie, et de longueur égale au moins à celle de cet organe.

Les veines qui émergent de l'ovaire sont bien plus volumineuses et plus multipliées que les artères ; elles vont contribuer le long du hile à la formation du corps spongieux de l'ovaire (Jarjavay, Rouget). Enfin, en dernier ressort, elles se jettent dans le plexus sous-varique, qui communique par en bas avec les veines hypogastriques, et par en haut avec la veine cave à droite, et la veine ranale du côté gauche. Dans toutes ces veines, les valvules sont rares et insuffisantes.

Les vaisseaux du bulbe de l'ovaire et du plexus pampiniforme sont partout enveloppés par les faisceaux musculaires émanés du ligament de l'ovaire (Rouget), du ligament lombaire ; ce dernier est un fascia de fibres lisses qui de l'utérus se porte aux faisceaux propria de la région lombaire en suivant les vaisseaux utéro-ovariens.

Les lymphatiques, que nous ne faisons guère que mentionner, ont été étudiés par His.

Les nerfs que nous verrons dans la physiologie proviennent du grand sympathique et de points assez différents. (Plexus rénal solaire-lombo-aortique (Perier).

Disons un mot de la muqueuse à cause de ses modifications et des hémorrhagies dont elle est le siége. La muqueuse utérine, très-variable d'apparence et de structure, suivant qu'on l'examine dans un utérus pendant l'époque intermenstruelle, à la période des règles ou pendant la grossesse, change également d'aspect et de texture selon qu'on l'examine dans le corps ou dans le col de l'organe. Légèrement rosée, lisse, pointillée, elle se compose, au niveau du corps, d'une couche unique de cellules cylindriques à cils vibratiles, reposant sur un chorion de tissu conjonctif embryonnaire renfermant des noyaux très-nombreux, des fibres cellules des glandes, des vaisseaux et des nerfs. Les glandes, très-nombreuses, ressemblent tout-à-fait aux glandes de Lieberkuhn ; ce sont leurs orifices qui forment le pointillé observé à la surface libre de la muqueuse.

La muqueuse du col, qui est plus blanche et ridée, est aussi beaucoup plus dense, quoique plus mince. L'épithelium vibratile du corps ne la recouvre que dans ses deux tiers supérieurs ; plus bas, elle présente un épithelium pavimenteux et des papilles non saillantes abondantes, surtout sur la lèvre externe du museau de tanche.

Un fait intéressant et tout spécial à l'utérus est l'adhérence intime de la muqueuse (au niveau du corps comme au niveau du col) à la couche sous-jacente. Il n'y a pas interposition d'une couche nette de tissu conjonctif, et le microscope qui, seul, permet de reconnaître les limites des deux membranes, montre en même temps *que des faisceaux musculaires assez nombreux pénètrent dans l'épaisseur de la muqueuse entre les glandes.*

La période menstruelle pendant laquelle la muqueuse utérine augmente considérablement d'épaisseur, est le moment le plus favorable pour l'étudier.

Pendant la grossesse, la muqueuse utérine subit des modifications nombreuses dans sa structure ; elle s'épaissit, s'hypertrophie, devient friable, et facilite ainsi l'hémorrhagie.

Les artères très-nombreuses provenant de diverses sources destinées à l'utérus et à ses annexes, arrivent par l'intermédiaire des ligaments larges dans l'épaisseur desquels elles se ramifient et s'anastomosent nombre de fois, en décrivant jusqu'à leur terminaison des flexuosités multiples en forme de tire-bouchon qui leur ont valu le nom d'artères hélicines. Les artères utéro-ovariennes provenant directement de l'aorte, se rendent spécialement au corps de l'utérus et à l'ovaire, non sans s'être anastomosées le long des bords de l'organe avec des branches ascendantes de l'hypogastrique qui fournissent surtout au col sous le nom d'artères utérines. Ces dernières sont plus petites et moins nombreuses.

Les ligaments ronds contiennent aussi de petites branches venues des artères épigastriques.

Arrivées dans la muqueuse, les ramifications artérielles sont surtout abondantes dans la couche des glandes ; elles forment un réseau polygonal autour de leurs orifices.

Les veines volumineuses dès la puberté, presque sans valvules largement anastomosées, adhérentes au tissu propre de l'organe, émergent par ses bords latéraux en formant dans les ligaments larges les deux vastes *plexus pampiniformes* continus en bas avec le plexus vaginal, en haut avec le plexus sous-ovarique. Les troncs qui en partent se jettent en bas dans l'hypogastrique, en haut dans la veine cave, à droite et dans la veine rénale à gauche.

Les veines propres des ligaments larges se rendent dans l'épigastrique ou l'iliaque externe. Beaucoup plus développées au niveau du corps de l'utérus, les veines y forment, surtout pendant la grossesse, de véritables sinus ou canaux creusés dans la substance musculeuse et fréquemment anastomosés entre eux.

Entre les sinus utérins, et bien distinctes d'eux, on trouve des veines enroulées en spirale comme les artères, et très-analogues aux réseaux admirables du gland et du corps spongieux chez l'homme, c'est le corps spongieux de l'utérus (Rouget), dans lequel les dernières ramifications artérielles contournées en spirale ne communiquent avec les sinus que par l'intermédiaire de vaisseaux très-fins.

Au rebours des vaisseaux, les nerfs sont très-grèles et peu nombreux ; ils proviennent de sources nombreuses, ainsi que nous le verrons bientôt.

Les lymphatiques également très-développés, surtout pour les superficiels, proviennent, soit de la muqueuse, soit des parois propres de l'organe. Ils se divisent comme les vaisseaux sanguins, dont ils suivent le trajet en deux groupes principaux de chaque côté : ceux du corps, qui se rendent dans les ganglions lombaires; ceux du col aboutissant aux ganglions pelviens.

Physiologie

Les notions d'anatomie nous conduisent à faire remarquer la position des plexus veineux si abondants dans l'épaisseur des ligaments larges, — la structure musculaire de ceux-ci et l'existence d'un appareil érectile très-développé du côté de l'ovaire et de la muqueuse utérine.

Les notions d'anatomie qui précèdent étaient indispensables pour se rendre compte des phénomènes que l'on observe au moment de la menstruation, et que l'on verra se produire dans la plupart des hémorrhagies pathologiques.

Nous ne passerons pas en revue un grand nombre de théories aujourd'hui tombées dans l'oubli, nous envisagerons seulement les théories modernes sur la menstruation, afin de rechercher par quel mécanisme elle se produit.

C'est ainsi que nous passerons sous silence le rôle que les anciens faisaient jouer à la pléthore dans la menstruation. Cette idée, émise par Aristote et adoptée plus tard par Galien et Haller, ne mérite guère aujourd'hui de fixer notre attention. Nous croyons aussi inutile de chercher à prouver que l'hémorrhagie menstruelle n'est pas une espèce d'émonctoire naturel destiné à débarrasser l'organisme des produits nuisibles à la santé. — Quant à considérer, comme quelques auteurs ont pu l'admettre, la menstruation comme une fonction acquise continuant par l'habitude, nous pensons que cette croyance doit tomber en face des idées modernes sur la menstruation et l'ovulation spontanée.

Dans la partie anatomique, j'ai laissé presque complétement de côté les nerfs de l'utérus, pensant que cette étude serait mieux placée quand il s'agirait d'interpréter le mode d'action des diverses parties qui sont en jeu dans la menstruation.

L'utérus, comme nous l'avons vu, présente un appareil érectile remarquable et des vaisseaux. De plus, la muqueuse utérine est douée d'une certaine sensibilité obtuse dans l'état de santé, mais qui est évidente dans certains cas pathologiques.

Les nerfs que nous admettrons, bien que ne pouvant être démontrés par le scalpel, le seront par la physiologie et la pathologie.

Ce que l'on sait, c'est qu'il reçoit de nombreux filets émanés les uns des plexus rénaux et mésentérique inférieur, pour arriver à l'utérus accolé aux artères utéro-ovariennes, les autres du plexus hypogastrique ; ces derniers sont formés par quelques branches antérieures des nerfs sacrés et par des branches provenant des ganglions lombaires du grand sympathique. — Ces deux plexus s'anastomosent dans l'épaisseur des ligaments larges et se distribuent aux deux faces de l'utérus et pénètrent dans son épaisseur en restant accolés aux artères. Il est encore une origine que nous devons admettre : les différents plexus que nous trouvons dans la cavité abdominale sont en effet ramifiés et anastomosés; le plexus lombo-aortique, situé en avant de l'aorte, les relie presque tous et communique avec les ganglions semi-lunaires, lesquels reçoivent, comme on sait, le pneumo-gastrique droit. Nous pouvons dès lors admettre des filets provenant de ce nerf et allant jusqu'à l'utérus; enfin, nous devons admettre des filets venant des nerfs rachidiens, et donnant par conséquent des filets moteurs et sensitifs.

Nous devons immédiatement remarquer les connexions intimes, les anastomoses des nerfs qui se rendent à l'utérus avec des filets qui se rendent à divers organes. Si on considère les ganglions semi-lunaires du grand sympathique, comme un centre auquel arrivent et d'où partent des filets nombreux, on se rendra assez bien compte des sympathies qui relient cet organe au poumon, aux glandes mammaires, à l'estomac.

Après cet exposé succinct des nerfs de l'utérus, nous pouvons admettre :

1° Des nerfs sensitifs ;

2° Des nerfs moteurs ;

3° Des nerfs vaso-moteurs.

La distinction de ces trois ordres de nerfs est d'un grand intérêt, car elle servira à expliquer la plupart des phénomènes que l'on observe du côté de l'appareil vasculaire, soit au moment de la menstruation, soit pendant les métrorrhagies.

Avant d'aller plus loin, il n'est pas inutile d'entrer dans quelques développements sur les phénomènes réflexes que nous allons invoquer si souvent dans la physiologie de la menstruation et dans les métrorrhagies.

Un phénomène réflexe est la succession d'un mouvement involontaire à une impression perçue, ou bien plus souvent encore non perçue. Il exige, pour se produire, le concours d'un élément sensitif, d'un centre impressionné et d'un élément moteur. Toutes les fois donc qu'un nerf sensitif sera excité, la sensation pourra se transmettre au centre nerveux qui la réfléchira sous forme de mouvement et amènera la contraction des fibres musculaires auxquelles ces filets se distribuent.

La sensation pourra encore se réfléchir du côté des vaso-moteurs, d'où des phénomènes de contraction ou de dilatation du côté des vaisseaux. Nous verrons, en effet, plus loin, quelle interprétation on doit donner aux expériences de Claude Bernard sur la glande sous-maxillaire. Ces expériences nous conduiront par induction, à admettre du côté de l'utérus des congestions d'origine vaso-motrice, qui sont le point de départ d'un certain nombre d'hémorrhagies.

Les trois ordres de nerfs que nous venons d'admettre, le sont déjà pour la vessie, qui puise ses nerfs aux mêmes sources que l'utérus admis par MM. Beaunis et Bouchard ; ils le sont aussi par la plupart des physiologistes (1).

Les filets moteurs se distribuent aux fibres musculaires lisses de la vessie, les filets sensitifs à la muqueuse; quant aux nerfs vaso-moteurs, ils n'ont point ici d'importance bien notable. La distinction de ces deux espèces de nerfs, moteurs et sensitifs, est très-importante au point de vue de la physiologie de cet organe ; c'est ainsi que nous voyons la paralysie vésicale

(1) Beaunis et Bouchard. — *Éléments d'anatomie descriptive*, 1868.

succéder à l'anesthésie de la muqueuse, l'hystérie nous en fournit la preuve. La paralysie s'explique d'une manière assez simple; la muqueuse étant devenue insensible, les nerfs sensitifs qui s'y distribuent ne sont pas excités par l'urine qui s'accumule sans cesse dans le réservoir urinaire, et la sensation de replétion n'étant pas transmise aux centres nerveux, la réaction du côté des filets moteurs ne se fait pas, et la vessie cesse de se contracter, et même se laisse distendre. Dans le cas opposé, si la muqueuse est le siége d'une hyperesthésie, comme cela se voit dans la cystite aiguë, on voit la moindre goutte d'urine amener aussitôt de violentes contractions, et l'incontinence résulter de l'excitation vive de la muqueuse. Dans ces deux cas, nous avons affaire à une action réflexe des plus évidentes.

Si nous comparons maintenant le mode de fonctionnement de l'organe érectile de l'utérus à celui de la vessie, qui reçoit des nerfs moteurs et sensitifs, nous verrons qu'une excitation partie d'un point quelconque des organes génitaux ou même de points plus éloignés, sollicitera la contraction des fibres musculaires lisses, des ligaments larges et même de tout l'appareil érectile, d'où résultera une stase sanguine, une véritable érection de tout l'appareil, et consécutivement une hémorrhagie, si les vaisseaux ne sont pas suffisamment résistants.

L'érection n'est pas une simple stase du sang dans les vaisseaux, elle s'accompagne des phénomènes de contraction ds toutes les fibres musculaires lisses qui entrent dans la composition du tissu érectile, d'où la turgescence si considérable de l'appareil érectile.

On peut distinguer dans le phénomène de l'érection deux parties assez distinctes : d'un côté, une stase sanguine produite par des fibres musculaires situées sur le trajet en retour du sang ; de l'autre, une turgescence remarquable de l'appareil dû à la contraction des fibres lisses qui entrent dans la structure du tissu érectile. — Toutes les fois donc qu'une excitation fera entrer ces éléments musculaires en contraction, on observera :

1° La stase du sang ;

2° La turgescence de tout l'appareil due à la compression du sang dans les veines du tissu érectile.

Cet appareil érectile a été bien mis en évidence par les expériences de Rouget, de Montpellier, et que nous rapporterons plus loin, page 25 (1).

C'est ce mécanisme que l'on peut invoquer, non-seulement dans la menstruation, mais encore dans la plupart des hémorrhagies utérines.

Il est admis aujourd'hui par tous les physiologistes que les mammifères et la femme aussi présentent des époques où un œuf, ou même plusieurs, sont produits, que le mammifère ait subi ou non les approches du mâle. Cette ovulation spontanée, admise pour les animaux en général depuis une époque déjà éloignée, ne l'a été que dans ces derniers temps pour les mammifères et pour la femme. Pour ces derniers, on crut pendant longtemps que l'influence du sperme était nécessaire pour déterminer, sinon la maturité des œufs, du moins leur chute.

Ces vieilles idées, aujourd'hui abandonnées, ont fait

(1) Rouget. *Journal de physiologie*. 1858. Recherches sur les organes érectiles de la femme et sur l'appareil musculaire tubo-ovarien.

place à la théorie de l'ovulation spontanée, admise dès 1837 par Coste (1) et démontrée plus tard par Pouchet (2), le savant professeur de l'école de Rouen. Après lui Raciborski (3), Courty et en dernier lieu Coste, ont fourni de nouvelles preuves à la théorie de la chute spontanée de l'œuf. — Les expériences de Bischoff (4), entreprises sur des chiennes, ont encore démontré la véracité de cette théorie.

Nous devons donc admettre aujourd'hui que les vésicules de Graaf peuvent se rompre spontanément sans l'influence du mâle. L'œuf ainsi produit parviendra dans l'utérus, où il pourra être fécondé; mais les phénomènes qui se passeront alors n'ont plus d'intérêt pour nous. On a vu que la présence du mâle ne déterminait nullement la chute de l'ovule, cela est vrai; mais il n'en faut pas conclure que sa présence soit sans effet, car on sait qu'elle hâte la maturation de l'ovule; ce fait a pour nous une importance assez grande.

Avant d'aller plus loin, on doit chercher à se rendre compte des faits précédents et l'on doit se demander comment se fait la chute de cet ovule. — Ce corps arrive à maturation par une série de transformations, que nous ne connaissons pas très-bien, puis à un certain moment il s'échappe de la vésicule de Graaf où il est contenu, et tombe dans la trompe. — La rupture de cette vésicule est due à l'érection de l'ovaire, érection qui est mise en jeu par la présence de l'ovule lui-même. Voici

(1) Coste, *Embryogénie comparée*. Paris, 1837.
(2) Pouchet, *Théorie positive de la fécondation des mammifères* 1842.
(3) Raciborski, *Mémoire à l'Académie de Médecine*, 1842.
(4) Bischoff, *Annales de la science médicale*, 1844.

comment on peut saisir le phénomène. — L'excitation produite par l'ovule sur les fibres sensitives se réfléchit sous forme de mouvement, du côté des fibres musculaires des ligaments larges et de l'appareil érectile de l'ovaire ; il survient alors une érection de cet organe, et la vésicule de Graaf se rompt sous l'influence de la pression sanguine, en même temps les fibres musculaires lisses des ligaments larges se contractent et compriment le vaste plexus veineux contenu dans leur intérieur; il en résulte une stase sanguine du côté de la muqueuse utérine dont les vaisseaux se rompent sous l'excès de pression qu'elle subit. Cette rupture est d'autant plus facile à comprendre, qu'à cette époque la muqueuse s'est boursoufflée, qu'elle est devenue friable. — Le même phénomène, la congestion, qui produit la rupture des vaisseaux du côté de l'utérus, amène aussi la chute de l'ovule du côté de l'ovaire.

Jusqu'à présent, les auteurs se sont contentés de faire remarquer la coïncidence des règles et de l'ovulation spontanée, sans chercher à démontrer que ce sont deux effets d'une même cause, la contraction des fibres musculaires lisses des ligaments larges.

Nous avons vu plus haut que la présence du mâle chez les animaux entraînait la maturité plus précoce de l'ovule. Ce fait qu'on ne peut nier a pour nous une certaine importance. Car alors, l'excitation réflexe causée par l'ovule, et qui détermine la contraction des fibres des ligaments larges, n'est plus la seule qui agisse, et la présence du mâle devient elle-même une nouvelle cause d'excitation, d'où la chute plus prompte de l'ovule. Dans le premier cas, ou quand il y a absence de mâle, la puissance qui détermine la chute de l'ovule peut être représentée par un, tandis que dans le second, quand le mâle est présent, elle peut l'être par deux ; il en doit résulter fatalement que la chute de l'ovule et le retour du rut chez les animaux doit être considérablement activée par la rencontre des deux êtres de sexe différent.

Ce que nous voyons ici pour les animaux est certainement vrai pour la femme chez laquelle on voit en effet assez souvent des désirs non satisfaits amener des métrorrhagies.

Quel est donc le point de départ de cette action réflexe que nous invoquons? Nous pensons que c'est l'ovule qui arrive à maturité après un certain nombre de jours, qui est sensiblement le même pour chaque époque menstruelle. Chez certains animaux on voit le rut se renouveler parfois très-souvent. Certains animaux domestiques, tels que les lapins qu'on prive de leurs petits, ont jusqu'à sept portées par an, tandis qu'à l'état sauvage ils n'en ont qu'une ou deux; les poules que l'on prive de leurs œufs pondent tous les jours pendant sept ou huit mois de l'année. — Ces différences tiennent peut-être à ce que l'excitation qui amène la maturation de l'œuf, quand l'animal est privé de ses petits ou la poule de ses œufs, se reproduit plus souvent; cette excitation a probablement son siége dans le cerveau de l'animal, et vient remplacer celle qui est produite par l'ovule.

Le rapport intime qui existe entre les ovaires et la menstration nous est démontré d'une manière évidente, par certains faits acquis à la science; nous trouvons dans l'ouvrage de Raciborski sur la menstruation (1),

(1) Raciborski. *Traité de la menstruation*. 1868.

relatés un certain nombre de ces faits. C'est ainsi que Pott rapporte l'histoire d'une femme à qui on incisa deux tumeurs de l'aine dues à la présence de l'ovaire dans l'anneau, et qui, à partir de cette époque, cessa d'être réglée, les seins qui étaient gros avant l'opération devinrent plus petits. Renauldin cite l'exemple d'une femme qui n'a jamais été menstruée, et qui à l'autopsie ne présenta que quelques traces informes d'ovaires. — Lisfranc rapporte qu'une jeune fille réglée régulièrement vit ses règles se supprimer sous l'influence d'une contrariété. Son autopsie, qui fut faite onze ans plus tard, montra les ovaires complétement atrophiés. — Morgagné, Chereau citent encore des exemples analogues.

Le docteur Roberts nous apprend que dans l'Asie centrale on fait extirper les ovaires à un certain nombre de femmes pour se servir d'elles comme d'eunuques. — « Ces femmes, dit-il (1), n'ont point de mamelles, leurs hanches sont grêles comme chez l'homme, les fesses aplaties, le pubis dénudé. En même temps elles n'étaient point réglées et présentaient quelque chose de viril dans l'attitude comme dans la voix. »

Ces exemples que nous avons tenu à rappeler nous prouvent la relation directe qui existe entre les ovaires et la menstruation.

A côté de ces faits incontestables, nous trouvons dans les *Archives de physiologie* de 1868 deux observations du professeur Storer (2) dans lesquelles on vit la menstruation s'effectuer normalement, bien que les femmes fussent privées de leurs ovaires. Dans le premier cas qu'il cite,

(1) Journal *l'Expérience*, 9 février 1843.

(2) De la monstruation sans ovaires. — *Archives de physiologie*. Mai, juin. 1868.

les ovaires furent enlevés à la suite d'une opération et néanmoins on n'observa aucune modification sous le rapport de la quantité, ni de la qualité, ni de la régularité de l'écoulement.

Dans le second, la menstruation subsista après l'ablation non-seulement des ovaires, mais aussi de la matrice. Storer explique ce phénomène en le comparant à la dernière oscillation d'un pendule, lorsque la force impulsive qui le mettait en mouvement a cessé d'exister.

Ces deux faits, que la physiologie ne peut expliquer, constituént des exceptions tellement rares qu'on n'en doit pas moins continuer de considérer l'ovule comme le point de départ de l'excitation qui va amener la menstruation.

Nous venons d'admettre que le point de départ de l'action réflexe qui amène la contraction des fibres musculaires des ligaments larges, et la turgescence de l'appareil érectile de l'utérus était l'ovule. Ce premier point une fois admis, il s'agit de démontrer qu'il y a une véritable érection qu'on peut assez bien comparer à l'érection du pénis et des autres organes pourvus de tissus érectiles. Mais d'abord il est nécessaire de dire un mot du tissu érectile en général, afin de pouvoir se rendre compte des phénomènes dont il est le siége.

De quoi se compose donc ce tissu? Le tissu érectile se compose d'éléments anatomiques que l'on rencontre dans les diverses parties de l'économie ; seulement leur mode de groupement est différent, on y trouve des artères, des veines et des muscles.

Les artères, au moment où elles vont pénétrer dans les parties musculaires ne se divisent pas dichotomiquement comme dans les autres parties de l'économie, mais elles présentent une disposition en tire-bouchon, d'où le nom d'artères hélicines, puis ces artères ne se continuent pas avec un réseau capillaire, mais se jettent dans une veine de gros calibre qui contraste avec le petit volume de l'artère, à laquelle elle fait suite. Les veines sont entourées de trabecules formées de muscles lisses.

Ce tissu érectile une fois connu, il s'agit de saisir son mode de fonctionnement et son rôle au moment de la menstruation. Nous ne pouvons passer sous silence les belles expériences de Rouget (1), qui ont permis de reproduire expérimentalement les phénomènes qui se passent au moment de la menstruation.

« Chez la femme dans l'état normal et en dehors de la gestation, l'utérus et les ovaires sont, après la mort, affaissés dans la cavité pelvienne, et, lors même qu'on les débarrasse de la masse intestinale qui pesait sur eux, si la vessie ou le rectum distendus ne lui prêtent un appui, l'utérus obéit à tous les mouvements qu'on lui imprime, et, lorsqu'on cesse de le soutenir, retombe et s'infléchit.

« Dans ces conditions, si, après avoir placé le bassin dans un bain chaud, on pousse par les veines ovariques une injection qui remplisse complétement le corps spongieux de l'ovaire et de l'utérus, on verra, de la manière la plus évidente, qu'au moment où l'injection le distend, le corps de l'utérus, se redressant dans l'axe du col, et s'élevant en quelque sorte dans la cavité pelvienne, exécute un mouvement tout-à-fait analogue à

(1) Rouget, *Journal de Physiologie*, 1858. Recherches sur les organes érectiles de la femme et sur l'appareil musculaire tubo ovarien.

celui de la portion pendante de la verge se redressant dans l'axe de la portion fixée au pubis et s'élevant vers l'abdomen. L'utérus, comme la verge, persiste dans cette position à l'état fixe, tant que l'injection gonfle les corps érectibles. Ce changement de position s'accompagne aussi d'un changement de volume et de forme très-notable ; l'utérus devient plus convexe en avant, et en arrière surtout ; ses bords précédemment amincis, s'arrondissent et se développent de telle façon, que l'organe, après l'injection, présente un volume de moitié au moins plus considérable qu'à l'état de vacuité ; en même temps, les parois de la cavité utérine s'écartent, comme Günther, Kobelt l'ont montré pour les parois de l'urèthre.

« Du côté de l'ovaire, des phénomènes analogues quoique moins prononcés, sont cependant incontestables ; tandis que la trompe ne subit aucun changement de forme ni de volume. et n'exécute par elle-même aucun mouvement, on voit l'ovaire soulevé par la tension des plexus veineux, pendant que le corps spongieux qui le supporte comme une espèce de réceptacle se gonfle et semble naître de toutes pièces comme les bulbes du vestibule au moment de l'érection (1). »

Cette érection étant démontrée d'une façon évidente, on ne peut s'empêcher de la rapprocher de celle qui se passe du côté du penis chez l'homme, et des autres organes érectiles. — Mais d'abord il faut se demander en quoi l'érection diffère de la simple congestion qu'on observe dans tous les organes de l'économie et même du côté de l'utérus, comme on le verra bientôt. — Il

(1) *Journal de physiologie* de l'homme et des animaux. Paris, 1857.

faut d'abord remarquer que le retour du sang est empêché par des éléments contractiles situés sur le trajet des veines qui rapportent le sang vers le cœur, d'où résulte une certaine stase sanguine. Ces éléments contractiles sont les ligaments larges pour l'utérus, et les muscles du périnée chez l'homme. De plus, il existe une véritable contraction tonique des fibres musculaires du tissu érectile, d'où résulte la turgescense si remarquable de l'organe qui est le siége de l'érection. — Comme preuve de cette contraction, on peut invoquer la différence de volume du penis chez le même individu dans deux érections différentes, qui sont cependant également énergiques. La différence de volume tient dans ce cas à l'énergie plus ou moins grande de la contraction des fibres musculaires, et coïncide avec un état d'excitation variable chez l'individu et dont le point de départ est ordinairement son imagination.

L'érection diffère de la simple congestion en ce que la première résulte d'une stase que j'appellerai active, à cause de la contraction des fibres musculaires qui la produisent, tandis que la congestion est le plus souvent due à une paralysie vaso-motrice ; le vaisseau, dans ce second cas, se laisse distendre mécaniquement par la pression du sang qu'il contient. — Cette congestion, passive par opposition à la première, se rencontrera dans un certain nombre d'hémorrhagies utérines, et devra par conséquent nous occuper aussi.

L'état d'érection de l'utérus nous est démontré dans un certain nombre de cas où nous trouvons une suspension des règles, mais une persistance de tous les signes qui les accompagnent habituellement, tels que les picotements dans les seins, sensation de pesanteur dans la région hypogastrique, douleurs lombaires. On voit ainsi quelquefois plusieurs époques manquer, mais à chacune d'elles les phénomènes précédents se montrent, attestant alors par leur présence l'état d'érection de l'utérus. On peut admettre que dans ces cas, les règles n'apparaissent pas à cause de l'insuffisance de la pression sanguine pour déchirer les vaisseaux.

En résumé, dans la menstruation on peut admettre :

1° Une sensation partant de l'ovule et se réfléchissant sous forme de mouvement du côté des nerfs moteurs, qui se rendent aux ligaments larges et à l'appareil érectile tout entier.

2° Consécutivement, la stase sanguine et l'érection, d'où chute de l'ovule et hémorrhagie par la muqueuse utérine.

Nous venons de voir comment on peut se rendre compte des phénomènes qui accompagnent la menstruation et la produisent; ces phénomènes qui, dans l'hémorrhagie physiologique, peuvent être regardés comme simples, deviennent au contraire très-compliqués dès qu'il va s'agir des métrorrhagies. — Ici encore le mécanisme de la menstruation pourra être invoqué dans un grand nombre de cas, mais dans beaucoup d'autres nous serons obligé de recourir à l'action des vaso-moteurs, qui, dans l'utérus comme partout, doivent certainement avoir leur influence et leur rôle bien marqué.

Dans la menstruation, le point de départ de l'action réflexe est l'ovule; dans les métrorrhagies, ce point de départ sera différent, ce sera tantôt l'utérus, tantôt le clitoris, tantôt une émotion morale, mais le résultat sera toujours le même, c'est-à-dire stase sanguine du côté de l'utérus.

Avant d'entrer dans l'étude des div rses causes qui peuvent être le point de départ de l'érection de l'utérus, il est nécessaire de dire quelques mots de l'action des vaso-moteurs, afin de se rendre compte du rôle qu'ils peuvent remplir, et de séparer leur action de celle des nerfs moteurs qui agissent sur les ligaments larges. Ces nerfs vaso-moteurs, qui ne peuvent être démontrés sur le cadavre, le seront physiologiquement et par induction.

On connaît les expériences de Cl. Bernard, qui consistent à couper le grand sympathique au cou des lapins; sous l'influence de la section, le côté de la tête correspondant se congestionne et la température y augmente. Si on excite le bout périphérique, on amène une constriction des vaisseaux et la disposition de la rougeur. — Cette expérience, entreprise pour démontrer l'origine des vaso-moteurs, nous montre des nerfs agissant spécialement sur les vaisseaux et y réglant la circulation.

Brachet, Schiff, Callenfelse et Nothnagel, arrivèrent à peu près aux mêmes résultats.

Les vaso-moteurs sont encore démontrés dans les cas d'hémiplégie, quand la température du membre paralysé est notablement plus élevée que celle du côté sain.

L'existence de ces nerfs, évidente du côté du cerveau et des membres, nous porte à les admettre aussi pour l'utérus.

Claude Bernard, à la suite de ses expériences sur la glande sous-maxillaire, a admis des nerfs dilatateurs et des nerfs constricteurs. Je rappellerai brièvement ces expériences, et je concluerai en admettant seulement des nerfs vaso moteurs; ces expériences sont utiles à mentionner, en ce que l'on pourrait également admettre ces nerfs pour l'utérus. — Nous verrons cependant qu'ils ne sont pas nécessaires, et que les simples vaso-moteurs rendent très-bien compte des phénomènes

L'expérience a été faite sur la glande sous-maxillaire; cette glande reçoit deux ordres de nerfs, d'un côté la corde du tympan, de l'autre des filets du grand sympathique, On met préalablement à nu le conduit excréteur de la glande, puis l'artère et la veine qui s'y distribuent. — Si on examine la glande lorsqu'elle est en repos, les veines qui partent de la glande laissent écouler un sang noir. Claude Bernard coupe alors la corde du tympan, il électrice ce nerf sectionné, et le sang qui s'écoulait noir et d'une façon continue par la veine, devient rutilant et s'écoule par saccades isochrones au pouls. La salive s'écoule en même temps avec abondance

Chez un autre animal, il coupe le filet carotidien du sympathique qui va à la glande sous-maxillaire, le sang devient rutilant et coule par saccades, mais l'écoulement de salive n'a plus lieu, si on excite le sympathique coupé, le sang redevient noir.

Se fondant sur ces expériences, Claude Bernard admet un nerf suspensif, qui est représenté par le sympathique et un nerf dilatateur la corde du tympan.

La dilatation dans ces deux expériences est résultée, soit de la section du grand sympathique, soit de l'excitation de la corde du tympan. Dans le cas de section de ce dernier nerf et de galvanisation, on doit se demander si l'excitation n'a oas été suffisante pour amener une paralysie des vaisseaux, et agir par conséquent dans le même sens que la section du sympathique.

L'hypothèse d'une dilatation active des vaisseaux n'est pas indispensable pour expliquer les phénomènes de congestion, car ainsi que l'a avancé Béclard, une excitation peut produire deux effets différents suivant son intensité ; une légère amène la contraction des vaisseaux, tandis qu'une forte les paralyse. Sous l'influence d'une excitation plus ou moins forte il surviendra, soit une contraction, soit une dilatation des vaisseaux. D'après cela, on doit admettre des nerfs paralysés et non des nerfs paralysants.

Nous avons tenu à rappeler ces expériences que nous avons trouvées consignées dans la thèse inaugurale de M. Bordier, auquel nous avons emprunté les conclusions qui précèdent. Si maintenant nous revenons à l'utérus, organe muni de vaisseaux qui reçoivent des nerfs vaso-moteurs comme partout ailleurs, nous pouvons dire que sous l'influence de certains agents excitants, il surviendra une paralysie vaso-motrice, d'où des phénomènes de congestion du côté de l'utérus, et l'on n'aura pas besoin d'admettre, comme on aurait pu le faire en songeant aux expériences de Claude Bernard, des nerfs produisant la dilatation active des vaisseaux, d'autres leur constriction.

Cette paralysie vaso-motrice se rencontrera dans un certain nombre des métrorrhagies que nous passerons bientôt en revue et qui seront rangées dans la classe des hémorrhagies que nous appellerons réflexes.

On voit déjà qu'une congestion du côté de l'utérus

(1) Bordier. *Des nerfs vaso-moteurs ganglionnaires,* 1868.

pourra se produire de deux façons différentes, ou bien par la contraction des ligaments larges ou par paralysie vaso-motrice

Ces deux formes de congestion, qui semblent assez évidentes quant à leur existence, jettent dans un embarras considérable quand on se demande pourquoi une excitation va produire tantôt la paralysie vaso-motrice, tantôt la contraction des ligaments larges. Bien qu'on ne puisse expliquer ces phénomènes, il faut bien cependant les admettre en présence des faits qui s'offrent à notre observation et que nous ne pouvons mettre en doute.

Pathologie.

Ces phénomènes de congestion, soit active soit passive, une fois étudiés, ainsi que le mécanisme qui les produit, il est temps d'aborder les diverses causes qui peuvent être la source des métrorrhagies, et de chercher à établir des groupes dans lesquels nous puissions classer les diverses causes que nous allons successivement énumérer.

Les deux formes de congestion que nous avons précédemment admises seront classées dans le groupe des hémorrhagies réflexes.

En effet, que l'on ait affaire à une paralysie vaso-motrice ou à une contraction des ligaments larges, le point de départ de ces deux effets sera une excitation partant d'un point variable et allant réagir, après avoir passé par les centres nerveux, soit sur les nerfs vaso-moteurs, soit sur les fibres lisses des ligaments larges et de l'appareil érectile tout entier.

A côté de ces hémorrhagies réflexes nous en trouverons un certain nombre qui ne pourront rentrer dans cette classe, ce sont celles qui sont dues à la déchirure directe des vaisseaux, soit par traumatisme, soit par altération de leurs parois; cette seconde classe présente un intérêt bien moindre, on peut en effet les comparer aux hémorrhagies qui succèdent à la section d'une des artères de nos membres. L'artère étant béante, le sang s'en écoule et il n'y a là rien de bien étonnant.

Les détails qui précèdent sur l'appareil érectile de l'utérus, et sur les nerfs vaso-moteurs, conduisent naturellement à diviser les métrorrhagies en trois grandes classes :

1° Les hémorrhagies réflexes, qui comprendront deux subdivisions

A. Les hémorrhagies, dues à la stase sanguine consécutive à la turgescence de l'appareil érectile.

B. Les hémorrhagies par paralysie vaso-motrice.

2° Les hémorrhagies de cause locale qui seront dues :

A. A une lésion des parois des vaisseaux. Cette lésion peut dépendre d'un traumatisme, d'une dégénérescence des parois comme on en trouve des exemples dans la dégénérescence scléreuse.

B. Au sang lui-même contenu dans les vaisseaux

Dans les hémorrhagies tenant au sang, on peut en distinguer deux variétés :

a. Tantôt on a des alternatives d'ordre mécanique, comme on en a observé dans les affections cardiaques l'embolie capillaire, la leucémie

b. Tantot d'ordre chimique. Dans ces cas l'altération du sang paraît produire une dénutrition des capillaires, qui se rompent sans cause appréciable. Quant aux maladies où nous trouvons des métrorrhagies survenant dès le début de l'affection, comme cela se voit dans certains cas d'ictère grave, de variole hémorrhagique, o ı ne peut guère invoquer une altération des vaisseaux qui surviendrait en quelques heures ; il est bien plus facile d'admettre un trouble dans l'innervation des vaisseaux, qui amène leur paralysie et leur dilatation. C'est cette dernière hypothèse que l'on doit admettre dans les pyrexies et dans quelques autres maladies que nous passe rons en revue.

C. A une altération du milieu extérieur aux vaisseaux.

Ces hémorrhagies se rencontrent dans certains cas d'ulcérations cancéreuses, de fongosités utérines.

3° Les hémorraghies mixtes, dans lesquelles on rencontre à la fois une lésion locale qui prédispose à l'hémorrhagie et une action réflexe qui la détermine

La première classe renferme les hémorrhagies réflexes, les unes comparables par leur mécanisme à ce que nous observons dans la menstruation, les autres ou par paralysie vaso-motrice et désignées par M. Gubler sous le nom d'épistaxis utérine.

Voyons d'abord les premières, et déterminons comment elles peuvent être rapprochées de l'écoulement sanguin physiologique.

On a vu précédemment que le point de départ de l'érection physiologique était l'ovule, dans les métrorrhagies que l'on va maintenant étudier; ce point de départ sera essentiellement variable; ce sera tantôt une maladie de l'ovaire, du vagin, une excitation partant du clitoris, une névralgie. — L'excitation réflexe, qui amène la contraction des ligaments larges, peut être comparée à celle que l'on observe dans le vaginisme.

Je trouve dans la thèse inaugurale d'un de mes excellents collègues et amis, le docteur Visca (1), des conclusions qui ont pour mon sujet un certain intérêt et que je dois mentionner.

« Le vaginisme est un état particulier des organes sexuels de la femmes, caractérisé surtout par la contraction involontaire et douloureuse du sphincter vaginal, de tout le vagin souvent, et parfois de plusieurs plans musculaires du périnée et de l'excavation pelvienne

« La douleur excessive du conduit vulvo-vaginal et l'hyperesthésie de la muqueuse sont des phénomènes constants dans la contracture spasmodique du vagin. La douleur précède le spasme et s'irradie souvent à la vessie, à l'anus, etc.

« Le spasme vaginal est toujours un état secondaire, symptomatique de lésions diverses de l'appareil génital de la femme; son expression pathogénique se réduit à une action réflexe. — Le vaginisme essentiel ne saurait être admis.

« Les causes les plus fréquentes du spasme vaginal sont les fissures, les inflammations, les végétations de la muqueuse vulvaire, l'eczéma, l'herpès, la vaginite granuleuse, etc. »

(1) Visca. *Du Vaginisme.* 1870.

Je laisse de côté les autres conclusions qui m'offrent un moindre intérêt. On doit rapprocher la contraction qui survient du côté des organes érectiles de la femme, à la suite d'une excitation quelconque, du spasme vaginal dû aux causes qui sont énumérées plus haut. De plus, il est dit que la douleur précède le spasme, c'est-à-dire que l'élément sensitif est d'abord influencé, et que cette sensation se réfléchit sous forme de mouvement, de façon à amener le spasme vaginal. Nous rapprocherons du vaginisme le spasme qui survient dans la fissure à l'anus, et celui qui succède chez certains malades au cathétérisme de l'urèthre. Dans ce dernier cas surtout, la contraction des fibres musculaires lisses qui entrent dans la composition de la muqueuse uréthrale est très-manifeste, et l'on est souvent obligé, pour introduire la bougie ou la sonde, d'attendre que le spasme ait disparu. Dès que la détente est survenue, la sonde, qui ne pouvait passer, est aussitôt introduite.

Ce que l'on voit se produire du côté du vagin dans le cas de vaginisme, du côté du rectum dans la fissure à l'anus, et de l'urèthre dans le cathétérisme, on le trouve également du côté des ligaments larges, sous l'influence des excitations que nous allons énumérer.

A cette première catégorie appartiendront toutes les hémorrhagies, dont le point de départ est plus ou moins loin de l'endroit qui est le siége de l'hémorrhagie, c'est-à-dire que la cause qui amène cette hémorrhagie agit sur l'appareil érectile par l'intermédiaire du système nerveux, tandis que dans la classe des hémorrhagies de cause locale, l'écoulement sanguin se fait par ouverture directe des vaisseaux.

Comme type d'hémorrhagie réflexe par contraction des ligaments larges, on doit mentionner celle qui survient dans la névralgie lombo-sacrée, et qui a fait le sujet d'un mémoire important de M. Marrotte, dans les Archives de médecine. — Nous extrayons de ce mémoire le passage suivant : « De tous les épiphénomènes produits par la névralgie lombo-utérine, dans l'état de vacuité, le plus important et le plus curieux à étudier est la métrorrhagie.

« Il y a des cas où la perte de sang est peu considérable, et constituée soit par un peu de sang pur, soit par de la sérosité sanguinolente. Ce sont les moins nombreux, mais en même temps ceux où il est le plus difficile de rattacher l'écoulement sanguin à sa véritable origine, parce qu'il se lie habituellement alors à des douleurs sourdes et sans élancements marqués. — Il y a deux ans, j'ai conservé pendant plusieurs semaines dans mon service une jeune fille de 18 ans, qui m'a présenté un fait de ce genre. Il n'existait chez elle ni métrite ni état général diathésique qui m'expliquât l'existence et la ténacité du stillicidium sanguin pour lequel elle était entrée à l'hôpital ; les douleurs spontanées ou provoquées par la pression étaient sourdes, même sur le col de l'utérus. Ce n'est qu'après avoir essayé infructueusement plusieurs médications, qu'un examen plus attentif, la détermination précise des points d'émergence et l'irrégularité de l'écoulement sanguin, me conduisirent à rattacher tous les symptômes à une névralgie que je guéris

(1) Marrote. *Archives générales de médecine*, 1860. De quelques épiphinomens des névralgies lombo sacrées pouvant simuler des affections idiopathiques de l'utérus.

par des onctions avec la pommade belladonée, et l'usage intérieur des pilules de Méglin.

« Qu'elles soient abondantes, qu'elles soient modérées ou qu'elles consistent dans un simple stillicidium sanguin, les métrorrhagies épiphénoméniques ont des caractères spéciaux sur lesquels il est bon de fixer l'attention ; leur cours est toujours irrégulier, elles augmentent, diminuent ou cessent d'un jour à l'autre, et souvent dans la même journée, en dehors de toute raison apparente, tant qu'on n'a pas saisi leurs relations avec les douleurs. En effet, à de rares exceptions près, ce sont les douleurs qui règlent le cours de l'écoulement sanguin. — On comprend aussi comment les hémorrhagies épiphénoméniques des névralgies se font par saccades d'une durée variable, pendant lesquelles le sang est expulsé en abondance avec une couleur rutilante, et qui correspondent en général aux périodes d'élancements douloureux. Cette coloration est manifeste, lorsque les névralgies sont soumises à des retours ou à des exacerbations périodiques.

« L'hémorrhagie se suspend complétement lorsque les accès névralgiques sont séparés par des intervalles d'analgésie complète ; s'ils sont simplement rémittents, il y a simple rémission dans le flux sanguin.

« L'irrégularité, la mobilité d'un écoulement sanguin devront donc toujours faire soupçonner son origine nerveuse

« Il existe ordinairement un rapport proportionnel entre les divers modes de l'écoulement sanguin et ceux de la douleur névralgique sous toutes ses formes.

« Les névralgies les plus douloureuses s'accompagnent, toutes choses égales d'ailleurs, d'une perte plus abondante. Si les accès d'élancements tranchent sur le fond douloureux permanent, c'est à leur apparition que correspondent les saccades hémorrhagiques dont j'ai parlé plus haut; le sang continue à couler ou s'arrête complétement dans leur intervalle, selon que la douleur persiste ou se suspend. »

Plus loin nous trouvons :

« En même temps qu'elles s'exaspèrent, les douleurs prennent souvent un caractère tenesmoïde qui suppose une contraction spasmodique du tissu fibro-musculaire de l'utérus, et devient ainsi l'origine de certaines dysménorrhées. »

Le même auteur nous dit encore :

« Les épiphénomènes que la névralgie lombo-abdominale produit dans l'état de grossesse ne diffèrent peu dans leur essence de ceux que nous venons de passer en revue. Nous y retrouvons comme phénomènes fondamentaux des douleurs, des hémorrhagies, des contractions utérines. »

En cherchant à analyser les faits précédents, on peut voir que le propre des névralgies lombo-abdominales est d'amener par action réflexe une contraction des fibres musculaires lisses de l'appareil érectile de l'utérus. Toutes les fois que la névralgie est plus intense, la métrorrhagie augmente en même temps, témoignant ainsi d'une excitation plus grande. Remarquons aussi ce caractère ténesmoïde des douleurs signalé par l'auteur.

Comme preuve de contraction musculaire succédant ainsi à une névralgie nous citerons les cas d'avortement survenant à la suite de névralgies lombo abdominales, ainsi que M. Marrotte en rapporte une observation.

Nous trouvons encore dans l'ouvrage de West (1), traduit et annoté par M. Mauriac, une note de ce dernier auteur qui établit une relation directe entre certaines affections convulsives, et la chute de l'ovule.

« Les affections du système nerveux, dit l'auteur, sont généralement influencées par le retour de chaque époque menstruelle. Honoré a observé à l'hôpital Saint-Louis une fille qui tous les mois, à l'époque de ses règles, était prise d'une espèce d'aliénation mentale, Maisonneuve, Tissot, M. Marrotte, ont cité des cas d'épilepsie que Raciborski propose d'appeler épilepsie ovarique, parce qu'elle paraît avoir pris naissance sous la seule influence de l'excitation périodique qui accompagne la déhiscence spontanée ; les règles sont souvent une cause occasionnelle d'attaques hystériques. »

Ces exemples montrent une excitation partant de l'ovaire et allant produire des troubles variables, mais en général convulsifs; nous avons tenu à rappeler les exemples qui précèdent pour bien montrer que souvent une sensation perçue va se transformer en mouvement.

Dans l'intoxication saturnine on a vu quelquefois survenir des hémorrhagies. Constantin Paul, alors interne, signale dans les Archives de médecine l'influence de l'intoxication saturnine sur le produit de la conception, soit que, venu à terme, il succombe prématurément, soit que, chose beaucoup plus commune, il soit expulsé par avortement. A cette dernière catégorie, l'auteur rapporte les métrorrhagies dont il avait vu être souvent

(1) West, *Leçons sur les maladies des femmes*. 1870.

atteintes les femmes soumises à l'action toxique du plomb. Le docteur Graily Hewitt (1) a présenté un cas semblable d'avortement à la société Harvéienne de Londres.

Femme d'un peintre, elle avait, en outre, une ménorrhagie rebelle revenant tous les quinze jours, durant chaque fois de six à huit jours. Le docteur Hewitt l'examina et ne lui trouva aucune affection utérine; mais elle présentait le liseré bleu des gencives, une certaine faiblesse des poignets, des douleurs abdominales, signes témoignant de la présence du plomb dans l'organisme; et, comme elle ne travaillait pas elle-même ce métal, on supposa qu'elle avait pu en subir l'action délétère en nettoyant et lavant les vêtements de son mari. Elle guérit complétement d'une part en cessant de se charger de ce soin, et par l'emploi continué quelque temps des acides minéraux et de l'opium

J'attribuerai les hémorrhagies qui surviennent dans ces cas à une contracture des fibres lisses de l'appareil érectile. Je rapprocherai ce spasme de celui qu'on trouve du côté de l'intestin dans la même intoxication, de la contraction qui survient du coté des fibres de l'utérus et provoquant l'avortement.

Chez certaines femmes auxquelles on cautérise le col avec le crayon de nitrate d'argent, on observe assez souvent des métrorrhagies survenant peu de temps après la cautérisation. J'ai trouvé dernièrement dans le service de M. Trélat, à la Pitié, une femme atteinte de métrite,

(1) Constantin Paul. *Archives.* 1860.

(2) Tiré du *Bristish médical Journal.* Janvier 1864. *In bullet. therap* 1864.

chez laquelle chaque cautérisation avec le crayon de nitrate d'argent était suivie d'une hémorrhagie peu abondante, et qui disparaissait, en général, le lendemain, pour reparaître quelques jours plus tard.

Comment peut-on interpréter ce fait? Pour nous, l'hémorrhagie qui survient après la cautérisation serait due à une action réflexe amenant la stase sanguine par contraction des ligaments larges, tandis que celle qui survenait quelques jours plus tard, était due à la chute de la petite escarre produite par la cautérisation.

L'introduction d'un hystéromètre des tiges de Laminaria rentre dans cette même classe ; assurément, dans ces cas, l'hémorrhagie peut survenir aussitot après l'introduction du corps étranger, et être, par conséquent, due à la déchirure des vaisseaux par le corps lui-même, mais bien souvent l'hémorrhagie ne survient qu'après un certain temps, et témoigne ainsi de la contraction de l'appareil érectile provoquée par l'excitation.

Je trouve dans l'*Opinion médicale* une observation de M. Richet, et qui ne manque pas d'un certain intérêt. Il s'agit d'une femme qui était atteinte d'une fistule vésico-vaginale et qu'on opéra. Quelques instants après le début de l'opération, le chirurgien fut tout-à-coup entravé par une hémorrhagie abondante qu'on ne sut tout d'abord à quoi rattacher. Quelques jours plus tard, la malade fut prise d'une variole hémorrhagique et succomba. La métrorrhagie fut alors mise sur le compte de la variole. Sans nier l'influence de cette maladie sur l'écoulement sanguin, je ne puis m'empêcher d'admettre que son point de départ fut l'opération qui, agissant comme cause d'excitation, amena la contraction des ligaments larges. Sans doute la malade était prédisposée à l'hémorrhagie par la maladie dont elle fut atteinte quelques jours après, mais l'opération fut la cause déterminante.

Je rapprocherai du cas précédent les hémorrhagies qui surviennent à la suite d'excès de coït. L'excitation porte alors sur les nerfs sensitifs qui se rendent au clitoris, tandis que dans les autres cas l'excitation avait son point de départ du coté du vagin, du col de l'utérus, des nerfs lombaires, dans les cas signalés par M. Marrotte.

Dans certaines hémorrhagies qui surviennent pendant la grossesse, nous pensons que l'action réflexe peut souvent être invoquée ; le point de départ de l'excitation serait alors le fœtus. Il ne faut pas cependant aller trop loin, et il faut bien convenir que souvent l'hémorrhagie est due à une rupture des vaisseaux de l'utérus modifié dans ses fonctions et sa structure par le fait de la grossesse. Les hémorrhagies, dans les cas de grossesse, rentreront bien plutôt dans la classe des hémorrhagies mixtes, dans laquelle nous voyons une maladie locale agissant comme cause prédisposante, et une excitation comme cause déterminante.

J'arrive maintenant à la seconde division des hémorrhagies réflexes, je veux parler de celles qui sont due à une paralysie vaso-motrice. Dans cette catégorie, l'excitation n'agit plus sur les fibres musculaires des ligaments larges, mais se réfléchit du côté des nerfs vaso moteurs, et suivant l'intensité de la cause excitante on a, soit une contraction des vaisseaux, soit leur dilatation. C'est ainsi que l'on voit le seigle ergoté, l'eau froide exciter la contraction, tandis qu'une émotion vive, certaines maladies fébriles, les pyrexies en particulier, amènent la dilatation.

Dans cette catégorie on doit ranger les métrorrhagies qui surviennent dans les pyrexies, les maladies générales, scorbut, purpura, ictère grave, variole hémorrhagique.

Chez certaines femmes on voit une émotion morale amener presque subitement la métrorrhagie; j'ai observé le cas d'une femme qui était prise d'hémorrhagie quand un coup de sonnette un peu violent était donné à sa porte, alors qu'elle redoutait la visite de certaines personnes ; une mauvaise nouvelle annoncée un peu brusquement lui produisait le même effet. Elle ressentait vers la région hypogastrique une douleur assez vive, il lui semblait recevoir dans cette région un coup assez violent. Il faut attribuer cette douleur à la congestion subite qui se faisait du côté de l'utérus et qui était suffisante pour amener l'hémorrhagie. On doit comparer ce qui se passe alors à la paralysie vaso-motrice qui survient si facilement du côté de la face, chez quelques individus, sous l'influence d'une émotion quelquefois très-légère.

Les émotions morales sont quelquefois suivies d'un effet tout à fait opposé; il n'est pas rare de voir les règles se supprimer brusquement sous l'influence de la peur. Le froid appliqué sur la surface cutanée peut produire le même effet. Dans ces deux cas, nous admettons une contraction des fibres lisses qui entrent dans la structure des vaisseaux et survenant par action réflexe.

Dans les maladies aiguës fébriles, dit M. Raciborski (1) «sous l'influence de l'excitation du système circulatoire

(1) Raciborski. 1868. *Traité de la menstruation*.

général qui caractérise l'état fébrile, les membranes muqueuses se congestionnent facilement; et quelques-unes d'entre elles, surtout celles du nez et des organes sexuels, peuvent devenir facilement le siége des hémorrhagies. »

« M. le docteur Hérard, qui a insisté avec talent sur cette particularité, attribue avec raison à cette circonstance l'avancement des règles qu'il a signalé comme un phénomène général dans les maladies aigu s fébriles, lorsqu'elles débutent aux approches de l'époque présumée de la menstruation. Cependant M. Hérard est-il encore dans le vrai lorsqu'il considère toujours comme *règles* des hémorrhagies qui se répètent jusqu'à trois fois dans l'espace d'un mois. »

La congestion que l'on observe dans ces cas est d'origine paralytique; elle est comparable à celle qui se fait du côté de la pituitaire, et est due au trouble profond du système nerveux, dû à l'altération du sang dans ces maladies. — Cette congestion se remarque surtout dans la fièvre typhoïde. — On ne doit pas confondre l'hémorrhagie qui survient dans ces cas avec une véritable menstruation; nous avons pour la distinguer sa courte durée, souvent des intermittences et son peu d'abondance.

Il nous est imposible de ne pas rappeler les conclusions du mémoire de M. Gubler (1) sur les épistaxis utérines simulant les règles au début des pyrexies et des phlegmosies; quelques-unes seront inutiles pour le sujet que nous avons entrepris, nous croyons donc qu'on peut se dispenser de les rappeler toutes.

(1) Des épistaxis utérines simulant les règles au début des pyrexies et des phlégmasies (*Gazette médicale de Paris* 1862 *et mémoires de la société de Biologie.*

Voici ces conclusions :

« La fonction menstruelle est essentiellement constituée par l'ovulation et la ponte. L'hémorrhagie n'en est qu'un phénomène accessoire destiné à mettre fin à l'organisme mensuel de l'appareil génital et à limiter la fécondité humaine.

« De même que la ponte périodique peut s'effectuer sans exhalation sanguine, de même les fluxions hémorrhagiques peuvent avoir lieu dans l'utérus sans ovulation préalable.

« Beaucoup de métrorhagies utérines prises pour des menstruations anticipées au début et dans le cours des maladies aiguës ne sont autre chose que de simples flux sanguins comparables aux épistaxis des fièvres.

« Cette manière de voir était rendue vraisemblable par des inductions tirées des circonstances suivantes : *a*, la brièveté excessive de l'intervalle séparant les prétendues règles intempestives de la dernière époque cataméniale régulière, brièveté qui ne permet pas de croire à la maturation précoce d'un ovule ; *b*, l'apparition d'écoulements sanguins chez des femmes non menstruées, soit en vertu de leur idiosyncrasie, soit parce qu'elles parcourent l'une des périodes du cycle fonctionnel, la grossesse ou la lactation ; *c*, l'absence de symptômes précurseurs ou concomitants d'une menstruation proprement dite ; *d*, le retour précis de la menstruation durant la maladie ou dans la convalescence, à une date correspondant à la dernière époque menstruelle proprement dite.

« La proposition formulée ci-dessus est rigoureusement démontrée par l'examen microscopique, qui permet de constater tantôt des ovaires exempts de toute trace de fertilité, tantôt une hémorrhagie récente dans une vésicule déjà ancienne et dégénérée, tantôt enfin un corps jaune, avancé dans son évolution et caractéristique d'une ponte de beaucoup antérieure à la dernière exhalation sanguine.

« La connaissance des épistaxis utérines conduit à rectifier sur quelques points les opinions admises à différentes époques, relativement à l'influence réciproque des règles et des maladies aiguës. — Si les médecins des siècles passés exagéraient l'influence contraire des fièvres et des affections fébriles sur l'éruption cataméniale, ce serait également s'éloigner de la vérité que de voir dans ces états morbides une cause presque constante d'anticipation de l'époque menstruelle. L'erreur vient de ce qu'on a confondu alors les épistaxis utérines avec de véritables menstruations.

« Les épistaxis utérines se rencontrent plus fréquemment au début des phlegmasies thoraciques et abdominales, des fièvres typhoïdes, des érysipèles ou des éruptions fébriles, et surtout dans la période initiale des fièvres exanthématiques acquises, rougeole, scarlatine et variole. »

On le voit, M. Gubler sépare nettement l'écoulement sanguin qui survient dans les pyrexies, et qu'il désigne par l'expression imagée d'épistaxies utérines de la menstruation véritable, qui coïncide avec la chute de l'ovule.

Nous placerons ici une note qui présente un certain intérêt d'actualité, et qui m'a été remise par M. Hanot, interne des hôpitaux ; il s'agit de faits observés à la Salpêtrière, dans le service des femmes atteintes de variole.

Les faits observés portent sur 265 malades entrées à l'hôpital, du 12 mai au 1er juillet 1870.

Voici le résumé des observations :

On a presque exclusivement observé, au point de vue de l'hémorrhagie utérine, de simples écoulements sanguins (70 fois), à marche irrégulière, discontinue, apparaissant dès le début, ne durant pas plus de sept à huit jours, et ne permettant de préjuger en aucun cas l'évolution ultérieure de la maladie.

Deux fois seulement l'hémorrhagie utérine proprement dite a accusé presque à elle seule la forme hémorrhagique de la maladie; — une malade a guéri, une a succombé.

La forme hémorrhagique véritable s'est presque exclusivement manifestée par des pétéchies apparaissant, soit au début, soit sur le fond d'un rash scarlatiniforme, soit à la période d'éruption dans les pustules elles-mêmes. — Sur 22 de ces cas il y a eu 21 décès, et trois fois seulement on a observé avant l'hémorrhagie pétechiale une hémorrhagie utérine sérieuse.

Il résulte d'après cela que dans la forme véritablement hémorrhagique de la variole, les hémorrhagies utérines sont rares, et que les écoulements sanguins peu abondants du début, et qu'on a observés dans 70 cas, ne constituent pas la forme hémorrhagique de la maladie.

Les quelques lignes qui précèdent, peut-être inutiles pour notre sujet, nous permettent cependant d'établir qu'il existe fréquemment au début de la variole des écoulements sanguins du côté de l'utérus. Ces métrorrhagies sont dues très-probablement à un trouble de l'innervation sous l'influence de la maladie générale dont le malade est atteint; de ces faits nous conclurons que les maladies fébriles provoquent chez certaines femmes des métrorrhagies que nous appellerons paralytiques, nous fondant sur la brusquerie de leur début, leur durée assez limitée, puis leur disparition et leur retour après quelques heures; en un mot, une irrégularité qui fait penser qu'elles ne sont sous une autre cause que la rupture pure et simple du vaisseau; enfin leur peu d'abondance.

Les hémorrhagies qui surviennent dans le scorbut, le purpura, l'ictère grave sont en tout comparables aux précédentes, et doivent être considérées comme le résultat d'une paralysie dépendant d'une intoxication réelle du sang.

Après avoir ainsi esquissé rapidement les métrorrhagies réflexes, je dirai un mot de celles que j'ai appelées de cause locale; elles ne présentent pas d'intérêt au point de vue physiologique. Dans cette catégorie, nous rangerons les écoulements sanguins qu'on rencontre dans le cancer, au moment de l'accouchement ou à la suite de tentatives d'avortement. Le cancer fournit le type des hémorrhagies de cause locale. Dans cette maladie, en effet, on voit les tissus se ramollir, s'ulcérer, et, à un moment donné, la paroi du vaisseau se déchirer et laisser échapper son contenu. Chez les femmes en couches, on distingue deux espèces d'hémorrhagie : l'une, qui survient pendant la grossesse par décollement ou insertion vicieuse du placenta, une autre au moment de l'accouchement, quand l'utérus se rétracte; dans ces deux cas, il y a simple béance des vaisseaux et écoulement de sang; rien donc d'extraordinaire. Dans d'autres cas, l'hémorrhagie ne survient que quelques jours après, peut-être due alors à une rétention du placenta. Ce dernier cas doit rentrer, pour nous, dans notre première division, ou hémorrhagies réflexes. Dans l'avortement provoqué par des mains criminelles à l'aide d'un instrument rigide introduit dans la matrice, l'écoulement de sang peut être dû à une blessure directe des vaisseaux; alors, il survient, aussitôt après l'introduction de l'instrument, ou bien seulement après un certain temps; il est dû alors, selon nous, à l'excitation qui porte sur le col de l'utérus, et qui, par action réflexe, va amener la contraction des ligaments larges.

Nous devons encore citer les métrorrhagies qui surviennent dans le cours des maladies du cœur et du poumon, par le seul fait de l'obstacle à la déplétion des veines utérines (Niemeyer).

M. Bernutz a observé deux cas d'hémorrhagies utérines dans l'insuffisance aortique. — La stase sanguine du côté de l'utérus, dans les maladies du cœur, doit être rapprochée de celle que l'on trouve du côté du poumon, du foie, de la rate, et due à l'obstacle mécanique de la circulation.

Nous ne parlerons pas des métrorrhagies qui succèdent à des coups, des chutes, à l'équitation, et qui peuvent amener l'ouverture directe des vaisseaux.

D'après West, les métrorrhagies qu'on rencontre si fréquemment vers la menopause seraient dues à une disposition générale à la pléthore des vaisseaux de l'abdomen, un foie paresseux, des intestins constipés. La métrorrhagie qui surviendra dans ces cas, serait d'ordre mécanique si l'on accepte la manière de voir de l'auteur que je viens de citer.

J'arrive enfin à la troisième classe, celle des hémorrhagies mixtes, c'est là que l'on doit placer la plupart de celles qui sont accompagnées d'une lésion locale, métrite, corps fibreux, granulations fougoïdes, ramollissement hémorrhagipare du col. C'est encore ici que nous placerons quelques-unes de celles qui surviennent pendant la grossesse ou après elle.

Les métrorrhagies de cette classe sont favorisées par la lésion locale, par l'altération des vaisseaux à son voisinage, par leur développement exagéré. La lésion locale est la cause prédisposante, la cause occasionnelle sera encore une action réflexe qui mettra en jeu la contraction des ligaments larges ou amènera la paralysie vasomotrice; assez souvent le point de départ de l'excitation est la lésion locale elle-même. Ainsi la métrite, le corps fibreux exciteront la contraction dont nous parlons et l'hémorrhagie s'en suivra, préparée qu'elle est par des vaisseaux qui sont peu résistants, et souvent dilatés comme cela se voit dans les corps fibreux au voisinage desquels on trouve des sinus utérins développés comme pendant la grossesse.

Je dois citer ici une observation qui m'a été communiquée par un de mes collègues, M. le docteur Charpentier, et qui est un type d'hémorrhagie mixte. Il s'agit d'une femme atteinte du cancer du col et qui eut des métrorrhagies abondantes toutes les fois qu'on introduisait le spéculum ou qu'on pratiquait le toucher.

Cette femme âgée, de 28 ans, entra dans le service de M. Cazalis à la maison de santé pour des pertes utérines auxquelles elle était sujette depuis quatre ans.

Cette malade, qui avait été soignée par divers médecins remarqua que toutes les fois qu'on pratiquait le toucher ou qu'on introduisait le spéculum, il survenait une hémorrhagie. A son entrée dans le service de M. Cazalis, on pratiqua le toucher et on introduisit le spéculum à plusieurs reprises et chaque fois il survint une métrorrhagie abondante. On ne peut dans ce cas s'empêcher de voir une relation manifeste entre le toucher ou l'introduction du spéculum et l'écoulement sanguin.

Le carcinome utérin était la cause prédisposante de l'hémorrhagie, mais la cause occasionnelle était le toucher.

Il est inutile d'insister plus longtemps sur cette dernière classe. Nous avons voulu seulement indiquer quelle est la part de la lésion locale et celle de l'action nerveuse.

Comme preuve de l'action réflexe évidente dans ces cas on invoquera le peu d'abondance de l'hémorrhagie, son irrégularité, ses retours sous l'influence d'une cause variable et souvent très-minime.

Il est impossible de terminer ce travail sans tirer des divisions que nous avons établies quelques déductions thérapeutiques.

Dans les métrorrhagies réflexes, on devra chercher avant tout à faire disparaître ou à diminuer l'excitation qui est le point de départ de la contraction des ligaments larges.

Dans les cas de M. Marrotte, on a vu la métrorrhagie disparaître quand la névralgie lombo-abdmominale fut une fois guérie. L'opium serait indiqué dans ces cas comme amenant une sédation du système nerveux et la diminution de son pouvoir réflexe Le chloral, si utile dans les phénomènes d'excitation, serait peut-être employé avec avantage.

Quant aux hémorrhagies par paralysie vaso-motrice, le seigle ergoté rendra de grands services, mais il faut en user avec réserve et même s'en abstenir dans les cas de grossesse, à cause des contractions qu'il pourrait déterminer en même temps du côté de l'utérus.

Dans les cas où l'on trouve une lésion locale, point de départ de l'excitation, on devra chercher à la faire disparaître.

Enfin dans les cas d'ouverture directe des vaisseaux, on agira soit en tamponnant le vagin, soit en comprimant l'aorte comme cela se pratique à la suite de l'accouchement.

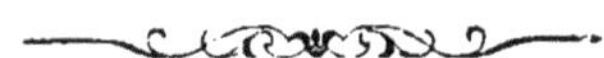

Paris. — A. Parent, imprimeur de la Faculté de Médecine, rue Monsieur-le-Prince, 31.

www.ingramcontent.com/pod-product-compliance
Ingram Content Group UK Ltd.
Pitfield, Milton Keynes, MK11 3LW, UK
UKHW021500260726
13993UKWH00004B/1503

9 782019 969493

EXHORTATION

A TOUS LES PRÊTRES

ET

FIDÈLES DE L'ÉGLISE CATHOLIQUE

POUR LES TEMS DE PERSÉCUTION,

Avec des notes essentielles sur la souveraineté des Rois.

PAR L'AUTEUR de la *Nouvelle Instruction en forme de Conférence, ou de Catéchisme sur l'état actuel du Clergé de France*, & pour servir de suite à cet ouvrage.

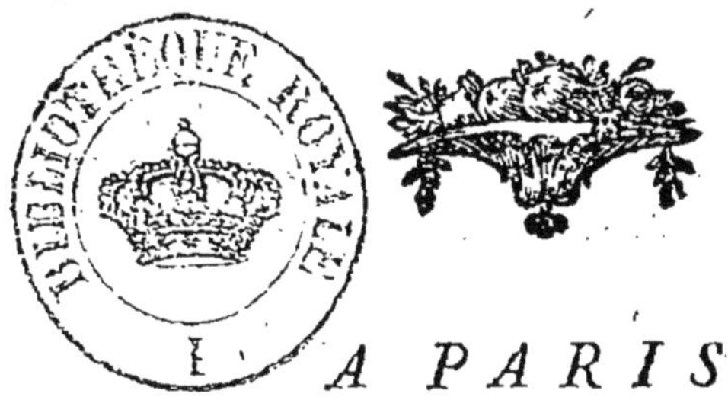

A PARIS;

Se vend chez Pichard, Libraire, au Luxembourg ; & autres marchands de Nouveautés.

1792.

AVERTISSEMENT.

L'auteur de cet ouvrage en avoit conçu le plan, lorsque les derniers décrets contre le Clergé de France furent portés. Il en suspendit l'exécution au moment que le Roi refusa de les sanctionner. Mais les cruelles persécutions qui s'exercent aujourd'hui, l'ont engagé à le terminer & à l'offrir aux prêtres & fidèles de l'église catholique ; se flattant qu'ils voudront bien en pardonner les défauts en faveur de l'intention.

Cet écrit peut servir de suite à la *Nouvelle Instruction en forme de Conférence ou de Catéchisme*, &c. que le même auteur fit imprimer l'année dernière, & que le public daigna accueillir avec tant de bonté & d'empressement, qu'elle eut six éditions en très-peu de tems.